U0335822

Title of the original German edition: Das bin ich – von Kopf bis Fuß
© 2003, 2018 Loewe Verlag GmbH, Bindlach
Simplified Chinese translation Copyright © KidsFun International Co., Ltd, 2023
Simplified Chinese Language edition arranged with Loewe Verlag GmbH through BeijingStar Media Co., Ltd.

版权登记号：03-2022-039

图书在版编目（CIP）数据

从头到脚认识自己：性教育与自信心培养 /（德）
达柯玛尔·盖斯勒著；康萍萍译 . -- 石家庄：河北科
学技术出版社，2023.6
　　ISBN 978-7-5717-1513-7

　　Ⅰ . ①从… Ⅱ . ①达… ②康… Ⅲ . ①性教育－儿童
读物Ⅳ . ① R167-49

中国国家版本馆 CIP 数据核字 (2023) 第 076637 号

从头到脚认识自己：性教育与自信心培养
CONG TOU DAO JIAO RENSHI ZIJI:XING JIAOYU YU ZIXINXIN PEIYANG

[德] 达柯玛尔·盖斯勒 著 康萍萍 译

选题策划：小萌童书/瓜豆星球	经　销：全国新华书店	
责任编辑：李　虎	开　本：889mm×1194mm 1/16	
责任校对：徐艳硕	印　张：3	
美术编辑：张　帆 / 装帧设计：李慧妹	字　数：45千字	
出　版：河北科学技术出版社	版　次：2023年6月第1版	
地　址：石家庄市友谊北大街330号（邮编：050061）	印　次：2023年6月第1次印刷	
印　刷：山东临沂新华印刷物流集团有限责任公司	定　价：49.80元	

从头到脚 认识自己

性教育与自信心培养

［德］达柯玛尔·盖斯勒　著

康萍萍　译

· 石家庄 ·

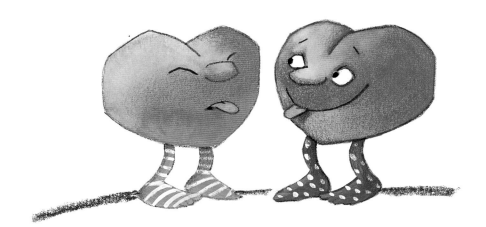

目录

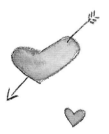

男孩子很酷！

女孩子动不动就掉金豆子！

男孩子都是邋遢鬼！

男孩子有泪不轻弹！

女孩子总是情绪化！

女孩子数学差！

男孩子手好欠！

女孩子爱阅读！

男孩子不爱洗澡！

男孩子总是吵吵嚷嚷的！

男孩子爱汽车！

女孩子喜欢马！

女孩子总是安安静静的！

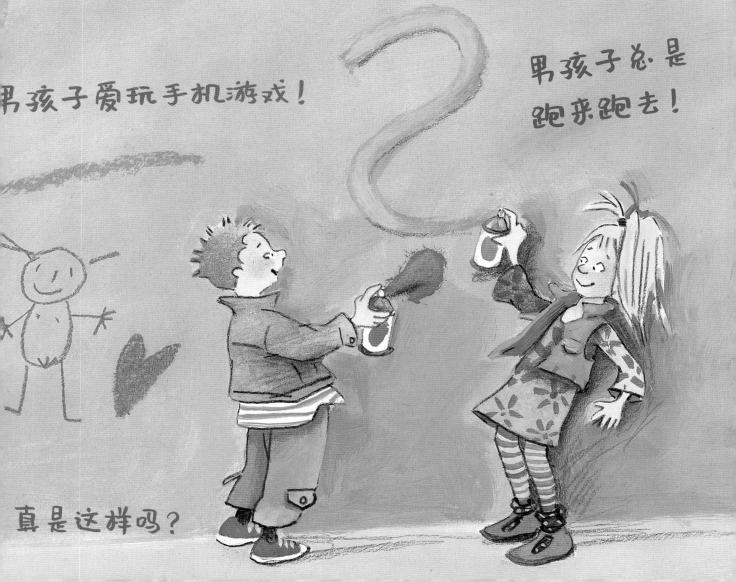

4班

4班一共有25位同学，12个女孩子，13个男孩子。

有些特征是我们一眼就能看到的。

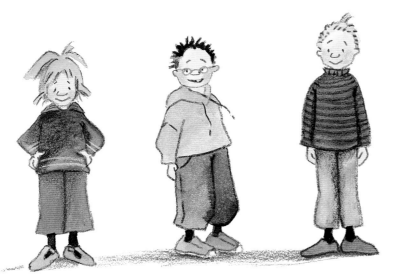

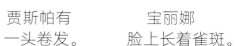

斯黛拉有
一头红发。

托比
戴眼镜。

尼奇
个子最高。

贾斯帕有
一头卷发。

宝丽娜
脸上长着雀斑。

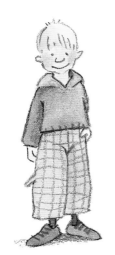
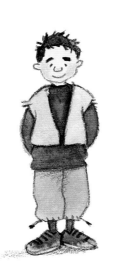
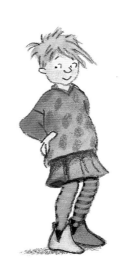
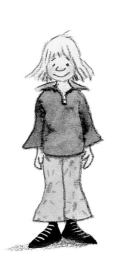
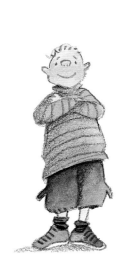

拉斯姆斯有
一头金发。

罗伯特的
头发是黑色的。

皮娅经常
穿一件红毛衣。

丽萨的眼睛
是绿色的。

贝恩特的个子在
全班最矮。

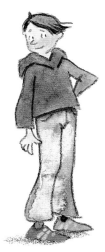
路易斯
又高又瘦。

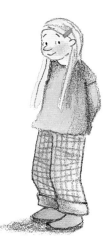
哈娜有一头长
长的金发。

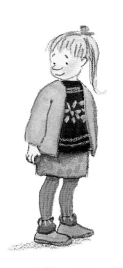
哈茨玛扎着
马尾辫。

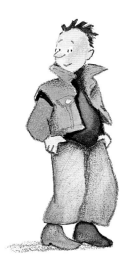
鲁特格总是
一身潮服。

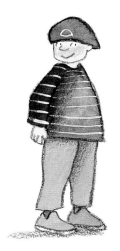
保罗总戴着
帽子。

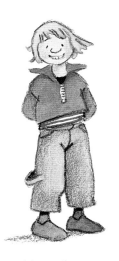
诗丽雅
戴牙套。

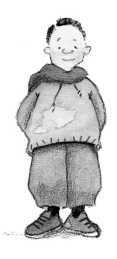
库尔特是所有人
中最胖的。

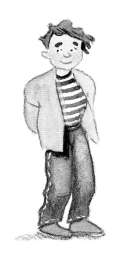
德扬的
肩膀很宽。

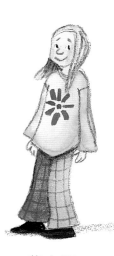
蕾吉娜
又瘦又小。

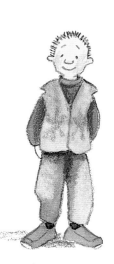
乌里是棕色
寸头。

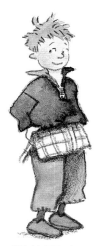
凯的眼睛
是棕色的。

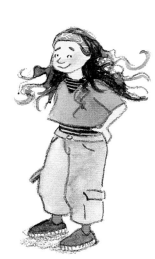
塞拉菲娜长着
一头长长的卷发。

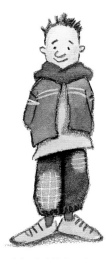
迪米塔尔穿
39 码的鞋。

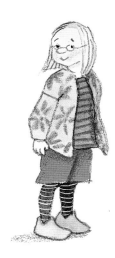
蕾阿最近刚
配了副眼镜。

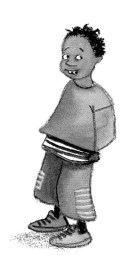
大卫缺了
一颗门牙。

有些特征是不能直接看到的。

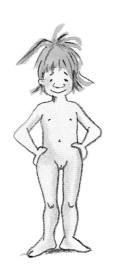

斯黛拉会柔道。

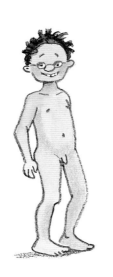

托比会吹口哨。

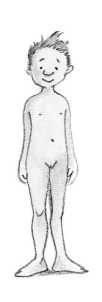

尼奇喜欢马。

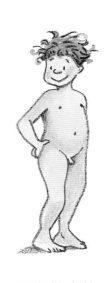

贾斯帕会拉
小提琴。

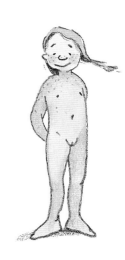

宝丽娜会背
几百首诗歌。

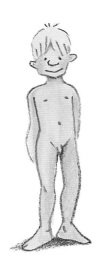

拉斯姆斯想
当宇航员。

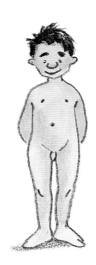

罗伯特收集迷你泰迪
熊和毛绒恐龙玩具。

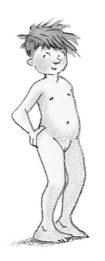

皮娅会骑
独轮车。

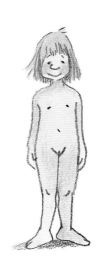

丽萨玩杂耍可以同
时抛起五个球。

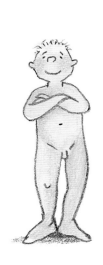

贝恩特参加了
游泳俱乐部。

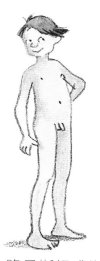

路易斯想成为
芭蕾舞者。

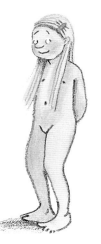

哈娜的数学成
绩全班最高。

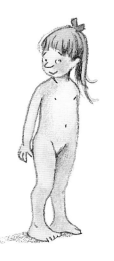

哈茨玛参加了
象棋社。

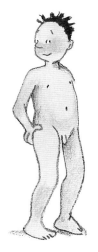

鲁特格会织
毛衣。

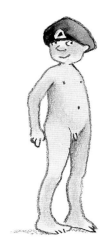

保罗也是象棋
社的成员。

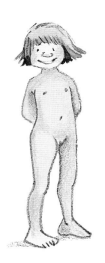

诗丽雅参加了
戏剧社。

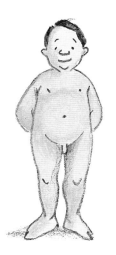

库尔特会打
拳击。

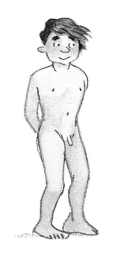

德扬的画图技
术极棒。

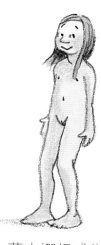

蕾吉娜想成为
一名画家。

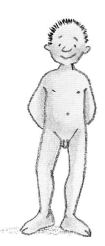

乌里会写诗。

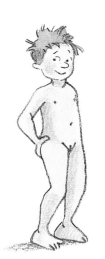

凯是班长。

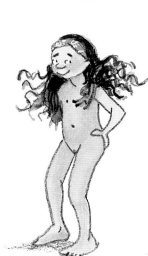

塞拉菲娜会
滑滑板。

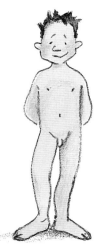

迪米塔尔的
语文最棒。

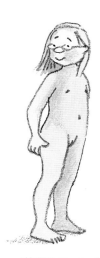

蕾阿玩手球。

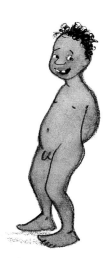

大卫在足球俱
乐部踢球。

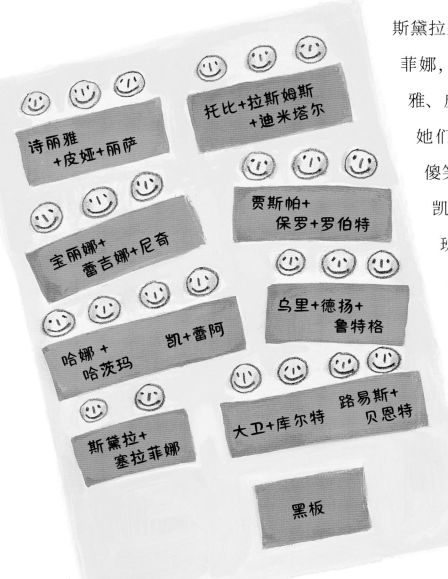

在 4 班，女孩子们都靠窗坐。斯黛拉坐在第一排，紧挨着塞拉菲娜，她们俩是好朋友。诗丽雅、皮娅、丽萨坐在最后一排，她们仨总能找到讨论的话题傻笑一阵子。哈娜和哈茨玛、凯和蕾阿坐在第二排。凯是班长，蕾阿是副班长。坐在第三排的宝丽娜、蕾吉娜和尼奇喜欢互相写小纸条。

另外一边，男孩子们坐在靠门的一边。托比、拉斯姆斯、迪米塔尔坐在最后一排。他们在一起总会聊很多废话，所以老师经常让他们分开坐。但是第二天一早，他们又会重新坐在一起。贾斯帕、保罗和罗伯特坐在第三排。第一排是大卫和库尔特、路易斯和贝恩特，坐在他们后面的是乌里、德扬和鲁特格。德扬总是在吸墨纸上涂鸦一个个小人。乌里经常魂游天外。每次他这样做的时候，老师就会说："乌里又要把天盯出个窟窿来！"

一年级的时候，贾斯帕和诗丽雅坐同桌。他俩早在幼儿园的时候就认识了。贾斯帕是诗丽雅最好的朋友。每天早上诗丽雅都来找贾斯帕，然后他俩一道去上学。

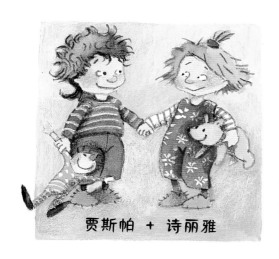

贾斯帕 + 诗丽雅

但从去年开始，每次诗丽雅路过贾斯帕家的时候，都发现贾斯帕提前出发去学校了。现在诗丽雅每天总是沿着花园街，先跟皮娅碰头，然后再和丽萨会合。要是在校园里碰见贾斯帕，他总是飞快地转头假装没看见。即便如此，每当诗丽雅和朋友们出现时，大卫、罗伯特，还有其他的男孩子们还是会大声喊："贾斯帕和诗丽雅是一对儿！"每当这个时候，贾斯帕都会反驳："才不是！"他是真的很生气。

每次看到塞拉菲娜滑着滑板从拐角呼啸而过，托比就感觉自己的肚子里有一只蝴蝶在翩翩飞舞。这感觉还挺好的，但也有一点儿傻。所以每当塞拉菲娜从他身边经过，托比就会去扯她的头发，还冲她嚷嚷"笨蛋""蠢丫头"。有时候托比脑子里会想象，长大之后他要娶塞拉菲娜。不过，这个秘密他只会在夜深人静、悄无一人的时候偷偷告诉老朋友泰迪熊休伯特。

塞拉菲娜觉得托比微笑着从牙缝里吹口哨的样子很可爱。有一次，四下里没人，托比还塞给她一块奶油夹心蛋糕。但是，托比也有讨人厌的时候，也会惹得她很生气。"闭嘴吧，你这个吹口哨的白痴。"她大声喊道，然后飞快地踩着滑板离开。有时她和斯黛拉手牵手穿过校园，会故意用肩头撞一下托比，还会冲他吐舌头做鬼脸。

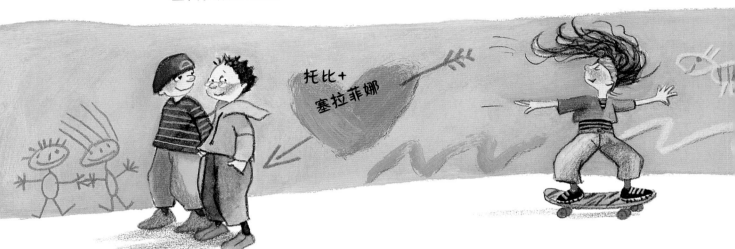

托比+
塞拉菲娜

　　"我才不会喜欢她！"托比对朋友们说，"女孩子蠢死了。"
　　"没错！"其他人纷纷表示赞同。只有罗伯特认为他们说的不对，但是没人问他的意见。
　　塞拉菲娜喜欢托比，可她却总惹托比生气。托比喜欢塞拉菲娜，可他却总拽塞拉菲娜的头发，还跟在她后面嘲笑她。

　　"这是明摆着的事！"塞拉菲娜的妈妈说，"相亲相爱的人才互相捉弄！男孩和女孩拌嘴吵架，意味着他们彼此喜欢。绝对没错！"
　　真的是这样吗？

库尔特一遇到斯黛拉，就经常踢她的小腿肚或者拧她的胳膊。库尔特挺受不了斯黛拉的，他的肚子里可没有什么蝴蝶飞舞的感觉，他只是单纯觉得斯黛拉很蠢。斯黛拉也认为库尔特蠢极了。但是怎么会这样！斯黛拉甚至没和库尔特说过话，一次都没有！甚至有一次班级出游，在大巴车上，他们两个一不小心不得不挨着坐，就连这样他俩也一句话都没说。

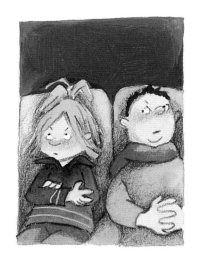

"库尔特恋爱了！"班里的其他男孩子有时也会乱喊一气。但是库尔特没恋爱，真的没有。他无论如何都不会爱上斯黛拉。

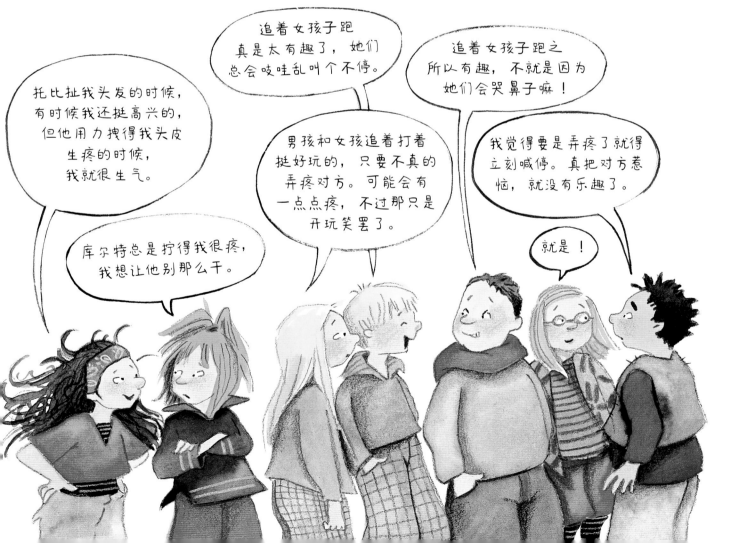

追着女孩子跑真是太有趣了，她们总会吱哇乱叫个不停。

追着女孩子跑之所以有趣，不就是因为她们会哭鼻子嘛！

托比扯我头发的时候，有时候我还挺高兴的，但他用力拽得我头皮生疼的时候，我就很生气。

男孩和女孩追着打着挺好玩的，只要不真的弄疼对方。可能会有一点点疼，不过那只是开玩笑罢了。

我觉得要是弄疼了就得立刻喊停。真把对方惹恼，就没有乐趣了。

库尔特总是拧得我很疼，我想让他别那么干。

就是！

男孩子爱打闹，女孩子爱拉手，真是这样吗？

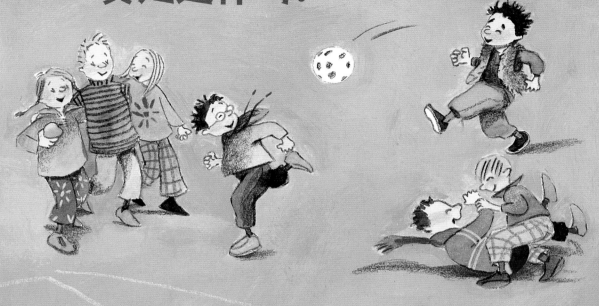

宝丽娜、蕾吉娜和尼奇是好朋友。在校园里，她们仨经常手牵着手，走成一长排。蕾吉娜和宝丽娜的关系比和尼奇要更好一些，有时候她俩会手挽着手一起走。宝丽娜觉得这是一种美好、温暖的感觉。

拉斯姆斯和迪米塔尔是好朋友。每天早上一看到迪米塔尔拐过弯，快步走过来，他就很开心。"嗨，迪米！"他大喊一声，使劲一揉迪米塔尔。"嗨，拉斯姆斯，你个臭小子！"迪米塔尔大吼一声，在拉斯姆斯的背上狠狠拍了一巴掌。有时候这两个人一见面就开始撕扯打闹起来，甚至在地上滚成一团。

孩子们互相打打闹闹其实没那么糟糕，更糟糕的是人家不带你玩。

10

贾斯帕是保罗最要好的朋友。每次看到贾斯帕经过，保罗也会在他的背上使劲拍一下。贾斯帕其实不喜欢这样，他很想抓住保罗的手，让他别这么干，不过最后他还是会拍回去。

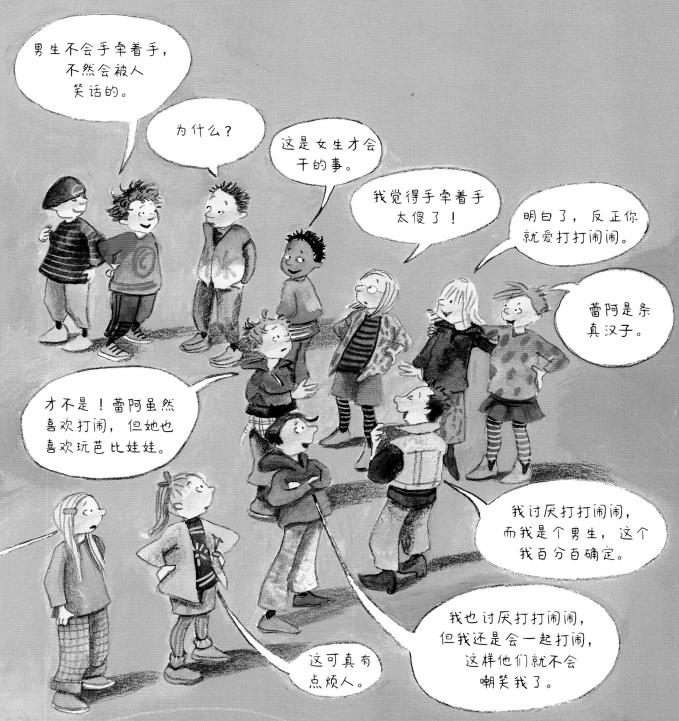

好？坏？究竟什么是对的？

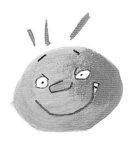

打闹挺好玩：

拉斯姆斯和迪米塔尔觉得打打闹闹没什么关系，他们觉得这样才是真正的朋友。

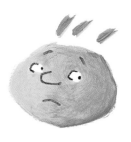

打闹不好玩：

库尔特总招惹斯黛拉，斯黛拉不喜欢被捉弄。而且，路易斯、鲁特格、罗伯特、贾斯帕和乌里也不喜欢打打闹闹。自从贾斯帕的胳膊在打闹的时候骨折之后，每次一玩闹起来他就会感到害怕。有好几个月他都没法拉小提琴。

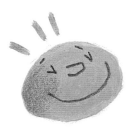

牵手有意思：

宝丽娜和蕾吉娜走路的时候总喜欢手拉着手。贾斯帕也想跟保罗手牵着手，但是他不敢。

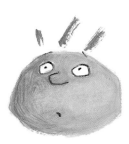

牵手没意思：

妈妈接蕾阿放学的时候有时会牵着蕾阿的手，这让她感觉不舒服。

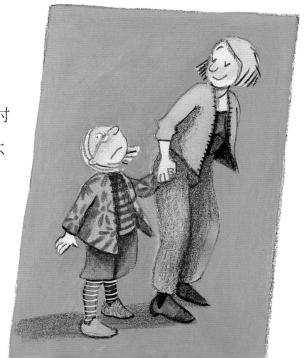

拥抱很美好：

对于罗伯特来说，没有什么比和爸爸依偎在沙发上更美好的事了。爸爸身上的味道总是那么好闻。和爸爸一起坐在沙发上的感觉舒服极了。

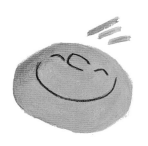

拥抱很可怕：

每次奥尔加姨妈来家里拜访的时候，尼奇都恨不能溜之大吉。奥尔加姨妈总是把尼奇抱得紧紧的，害得她气都喘不上来。每次她还要逮着尼奇狠狠亲上一口，在尼奇的脸颊上留下一道红色的口红印。而且，奥尔加姨妈身上那股浓浓的铃兰香水的味道，简直让人受不了！

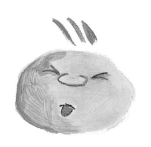

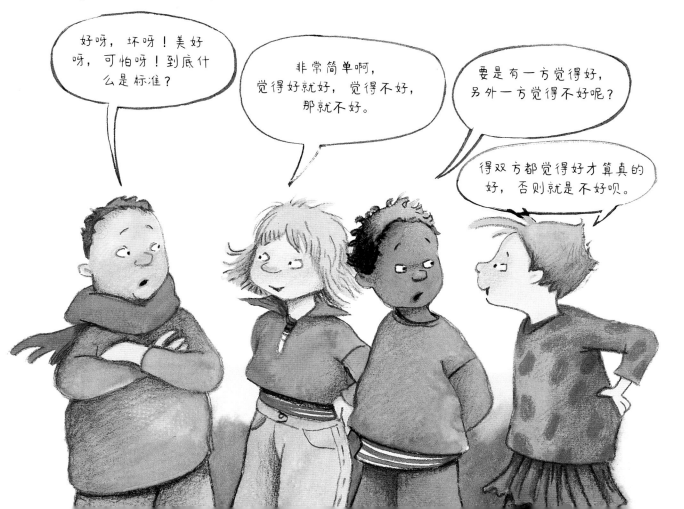

接受？拒绝？有点复杂

我可以对打闹说"不"！

我要是不想让人亲，我就坚决不让！

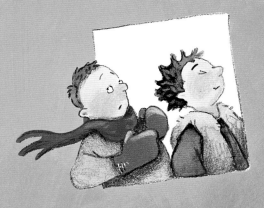

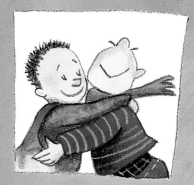

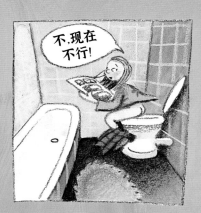

我才不管别人会不会在一旁嘲笑我，我很喜欢拥抱！

不要!

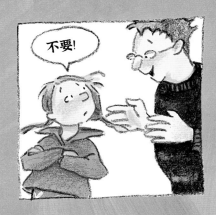

对于不想要的拥抱，可以说"不"！

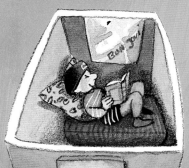

请勿打扰!

我有权一个人静静待在房间里！

不,现在不行!

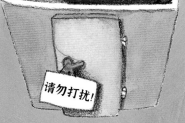

要是我在卫生间，而妈妈想要进来，我会说"不行"！

我很愿意让比吉阿姨亲
我！我好喜欢比吉阿姨
呀，她闻起来总是香香
的。特奥叔叔看见我亲
比吉阿姨，也要我亲
他一口。可我不喜欢亲
特奥叔叔。他总是笑得
超大声，还胡子拉碴
的。我会对特奥叔叔说
不！虽然他不理解，
为什么我亲比吉阿姨就
可以，亲他就不行。

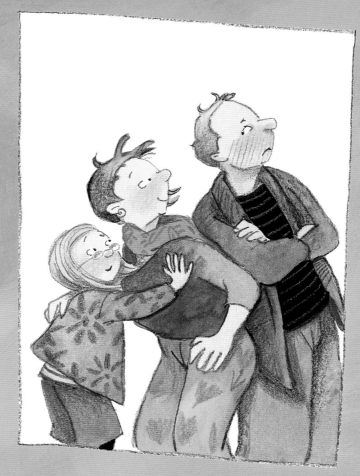

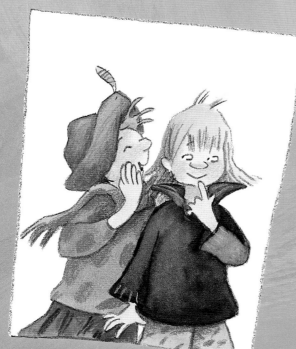

我和我最好的朋友有一个秘
密，虽然大家都在打听这个秘
密究竟是什么，但是我可以不
告诉他们。我会说"不"！

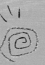

"可以"和"不可以"的感觉

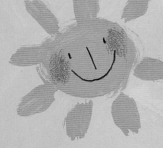

和爸爸依偎拥抱的时候，我的肚子有一种很温暖的感觉，就好像里面装满了温暖的香草布丁。

（罗伯特）

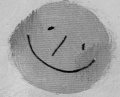

奶奶抱着我的时候，我感觉自己就像躺在柔软的云朵里。奶奶的味道闻起来像是玫瑰香皂，也像新鲜出炉的蛋糕。

（诗丽雅）

爸爸常带我去足球场，每当我们的球队射门进球的时候，爸爸都会把我举得高高的，还会紧紧拥抱我。那个时候，我会快乐地高声尖叫，感觉自己像狮子一样强壮。

（大卫）

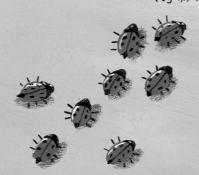

有时妈妈会在我的脖子上轻轻吻一下，那个时候我的皮肤就会痒痒的，尤其是后背，好像有一千只瓢虫成群结队地爬过。

（贾斯帕）

爷爷闻起来有一股烟草的味道。平时他总穿着一件粗重厚实的毛衫。爷爷拥我入怀的时候，我有种感觉，天塌下来我都不会有事。

（蕾吉娜）

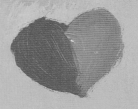

我和朋友之间有个秘密，这个秘密只属于我们俩，我们不告诉任何人。一想到这，我就又高兴又紧张。

（丽萨）

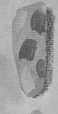

比吉阿姨抚摸我的脸颊时，那感觉，就像一只蝴蝶在抚摸着我。她的手又凉又光滑，而且还软软的。

（蕾阿）

16

奥尔加姨妈的吻感觉挺恶心，就像一只蜗牛在我脸上爬似的。每次她亲过之后我总得擦掉脸上的口红印。真受不了！

（尼奇）

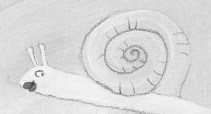

托尔斯滕叔叔来家里的时候，总是大力拥抱我，弄得我很疼。我很不喜欢这样。

（斯黛拉）

有时候爸爸会把我举得高高的，就像举个小宝宝一样。我觉得这样子挺傻。

（贝恩特）

奶奶抱我的时候，一开始还好，可是她一直不撒手，搞得我都没法呼吸，所以我就动个不停。好想一逃了之呀。

（保罗）

我的一个好朋友的大哥总是很酷。但是四下没人的时候，他却想要偷偷亲我。这太可怕了！

（皮娅）

六年级的提尔叫我和他一起在超市里偷东西，我根本不想那样做。提尔说，这是我俩之间的秘密，如果告诉别人，糟糕的事就会发生。一想到这事我就浑身不舒服。

（鲁特格）

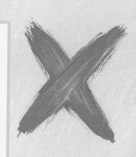

要是某件事让你感到不舒服，你永远有权利说"不"！即使可能会冒犯他人。爱你的人只会尊重你的想法，不会强迫你。

开口拒绝有时候真的非常难！

"要是某件事让你感到不舒服，那就喊停！"这句话听起来似乎挺简单的。

塞拉菲娜的表妹劳拉经历了一些事，可是她却不知道该接受还是该拒绝。

里努斯舅舅有一次来家里玩，他是劳拉妈妈的弟弟。劳拉挺开心的。里努斯舅舅教劳拉如何上网，在哪儿能发现好玩的游戏，怎样从网上下载喜欢的歌曲。他俩坐在电脑前，挨得很近。劳拉感觉很美好、很温暖。里努斯舅舅一只胳膊搂着劳拉，然后开始抚摸她。

他的一只手伸进了劳拉的毛衣里面。突然间，劳拉的感觉没那么好了。她开始觉得不舒服，很想说"住手"！但这样做好像不太合适，因为里努斯舅舅人真的很好。

劳拉的身体坐得僵直，她希望里努斯舅舅能够发现自己感到不舒服，然后停下来。但是，里努斯舅舅并没有停下来。

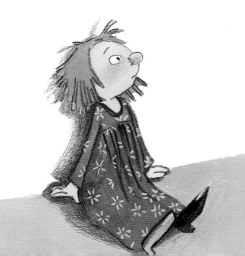

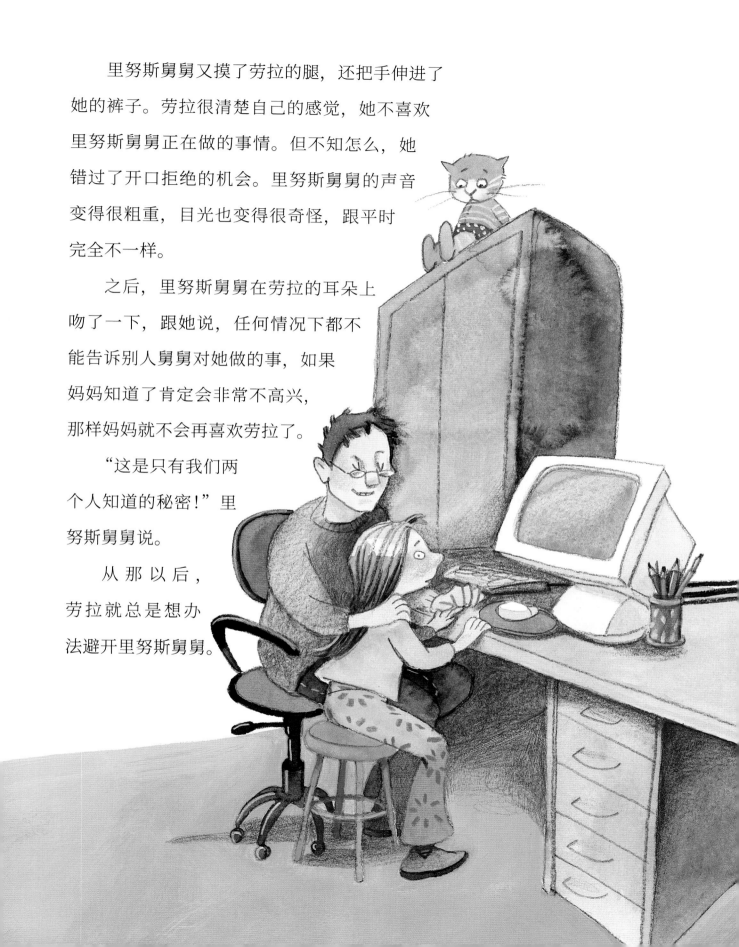

里努斯舅舅又摸了劳拉的腿，还把手伸进了她的裤子。劳拉很清楚自己的感觉，她不喜欢里努斯舅舅正在做的事情。但不知怎么，她错过了开口拒绝的机会。里努斯舅舅的声音变得很粗重，目光也变得很奇怪，跟平时完全不一样。

之后，里努斯舅舅在劳拉的耳朵上吻了一下，跟她说，任何情况下都不能告诉别人舅舅对她做的事，如果妈妈知道了肯定会非常不高兴，那样妈妈就不会再喜欢劳拉了。

"这是只有我们两个人知道的秘密！"里努斯舅舅说。

从那以后，劳拉就总是想办法避开里努斯舅舅。

"我的小公主，你怎么了呀?"里努斯舅舅问，"你不再喜欢舅舅了吗?"

他总是一次又一次地想和劳拉单独相处，还总是抚摸劳拉。

劳拉感觉，这个秘密就像一片重重的乌云一样挥之不去。

终于有一天，劳拉再也忍受不了啦，她把整件事告诉了塞拉菲娜。幸运的是，塞拉菲娜懂得一个道理，那就是绝对不要保守一个坏秘密。于是她们一起去找劳拉的妈妈，把发生的一切都说了出来。劳拉的妈妈对自己的弟弟大发雷霆。当然了，她还是和从前一样爱劳拉。

妈妈带劳拉去了一家心理咨询中心，那里有一位和蔼可亲的女士。在她的帮助下，劳拉明白了一件事，那就是在和里努斯舅舅有关的整件事情里，错误都不在自己，虽然她没有能够按照自己真正的意愿去做 —— 对里努斯舅说"不要"和"住手"。

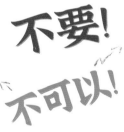

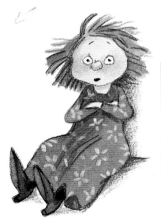

重要的事!

你有权说"不"! 但是，如果你没说出口，错也不在你。

没有人必须保守一个坏秘密。

任何让你保守坏秘密的人，都不是真的为了你好。

对任何人来说，坏秘密都是难以承受的，尤其是对孩子来说。请将困扰着你的秘密告诉给一个你信任的人。如果不敢去找身边的人，可以拨打全国统一儿童救助保护热线12349。

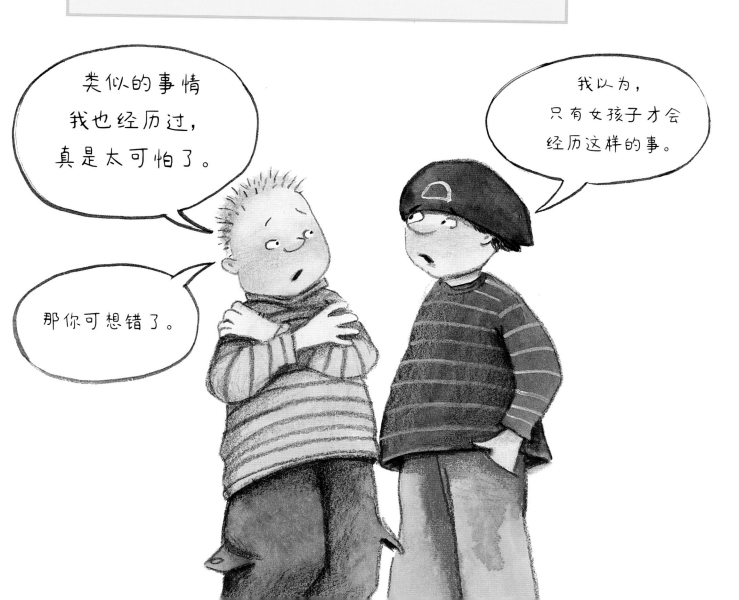

儿童享有的权利

儿童不仅仅有对不喜欢的事说"不"的权利！

联合国《儿童权利公约》里包含一份儿童权利清单，这些权利普遍适用于世界各地的所有儿童。

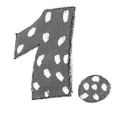 所有儿童享有同等权利。任何儿童都不得因其肤色、语言、宗教，或因为他们是女孩或者男孩而受到不公正的对待。

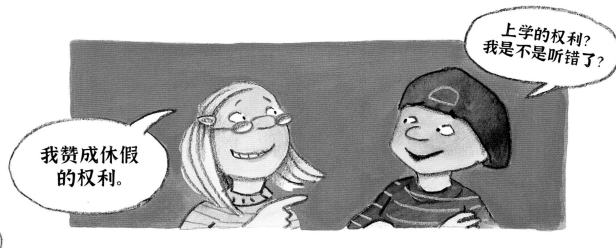

我赞成休假的权利。

上学的权利？我是不是听错了？

 儿童享有健康生活的权利。

儿童有上学的权利，有权通过学习获得有助于生活的知识和技能。

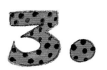 儿童有游戏、休息的权利，有参观博物馆、观看电影的权利，也有参演戏剧演出的权利。

 5. 儿童有获得信息、表达观点和被倾听的权利。

6. 儿童有权在无暴力的情况下成长。

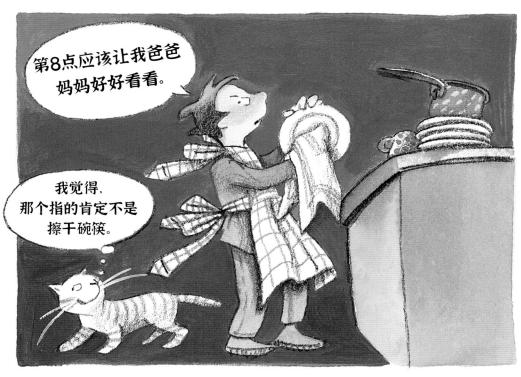

 7. 国家发生战争或者在逃亡途中，儿童有权获得特别保护。

 8. 儿童有权不从事有害工作，有权免受剥削和虐待。

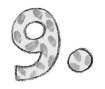 9. 儿童有权与父母共同生活，如父母双方不在一起居住，则有权定期与父母见面。

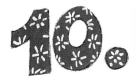 10. 残疾儿童有权获得帮助，并且有权与其他儿童一起玩耍、学习。

女孩和男孩的权利平等

"不能因为一个人是女孩或者男孩就遭受不公平的对待，这是儿童享有的权利。这一点难道不是很清楚吗？"保罗感到很奇怪。贾斯帕、罗伯特、蕾阿点头表示赞同。

"为什么每次都得是我帮着洗碗刷锅，而我弟弟却不用？"哈娜问。

"你弟弟还小呢。"哈茨玛回答。

"等他长大点儿，他也得帮忙，不然就不公平。"

"洗洗涮涮是女人的活儿。"拉斯姆斯促狭地笑起来。

"你也太跟不上时代了吧！"凯生气地开口道，"我爷爷年轻的时候或许是那个样子，可他那个时候也会和我奶奶一起做做家务。"

事实上，这是毋庸质疑的一件事：女孩和男孩、男人和女人拥有相同的权利和义务。这不仅在保护儿童的法规中有明确规定，在我们最重要的基本法《宪法》当中也是明文规定的。即便如此，仍然还有不公平和现象存在。

"比如，女性即便做同样的工作，收入也会低于男性。"蕾阿说。

"我的朋友塞维姆是个土耳其人，她总得裹着头巾，而且还不能单独一个人出门。可她的弟弟们却可以，而且他们年纪还小。所以，别人常常嘲笑她。她爸爸的想法是，以后让她嫁给一个自己为她选定的丈夫。这可是违反《宪法》的。"诗丽雅思考了一下之后说。

塞维姆来自于不同的国家、不同的文化。《联合国宪法》中规定，每个人不分性别、种族、语言、宗教都应该受到尊重。

所以，如果塞维姆和家人戴头巾是一件正常的事，那其他人就没有理由嘲笑或者禁止他们这样做。

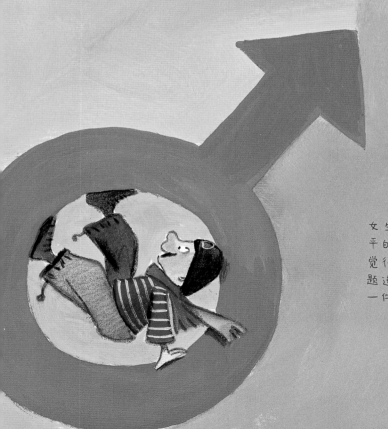

女生什么情况下觉得受到了不公平的对待，男生又在什么情况下觉得受到了性别歧视？就这个话题进行一次课堂讨论，可能会是一件令人兴奋的事。

女消防员？男护士？
长大以后想做什么？

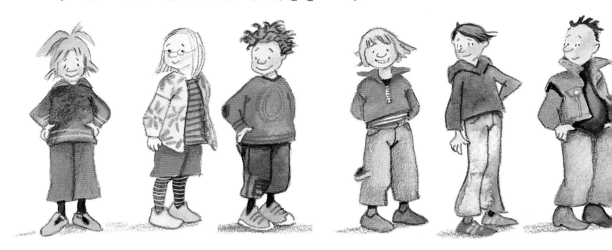

斯黛拉长大后想成为一名消防员。

"女人当不了消防员。"贾斯帕认为。

"为什么不行？"蕾阿说，"男人能完成的事女人也能完成。"

蕾阿想跟妈妈一样当律师，贾斯帕想成为音乐会上的小提琴手。

诗丽雅想当演员，路易斯想当一名芭蕾舞者。

"真酷。"鲁特格说，"那我给你们做衣服，我长大以后想当个裁缝或者时装设计师。"

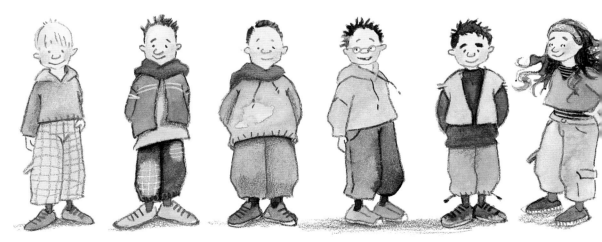

拉斯姆斯想当宇航员，他的朋友迪米塔尔想当一名太空技术员。库尔特立志要当个大厨。

托比和罗伯特想在医院工作，托比想当医生，罗伯特想当儿科护士。塞拉菲娜想成为一名赛车手，开一辆大红色的超级跑车。

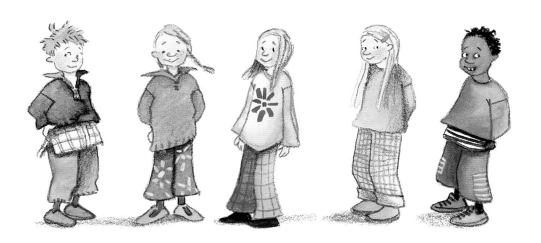

凯的梦想是成为第一位女总理。

听说宝丽娜想在银行工作，蕾吉娜感到意外："我以为你会成为一名作家，而我就可以给你的故事画插图了。哈娜好像更合适银行的工作。"

但是哈娜跟大卫一样，想开一家商店。

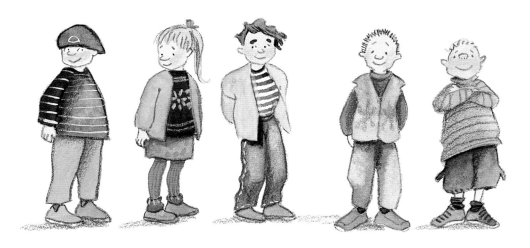

保罗和哈茨玛想做导游，德扬梦想成为建筑师，乌里想当木匠。

"那你不继续写诗了吗？"伯恩特问，他以后想在爸爸的书店里工作。

皮娅和丽莎想当兽医。"那可真是太好了。等我以后有了马厩，你俩可以轮流来找我。"尼奇哈哈笑道。

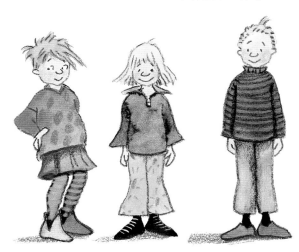

青春期大变样

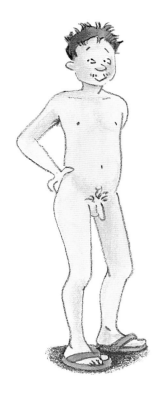

去年的时候，贾斯帕和哥哥延恩的样子看起来还没有多大不同。当然，延恩的个子一直比贾斯帕高一点儿，他有着和弟弟一样的深色卷发和棕色眼睛。但是最近一段时间以来，延恩的外貌变化越来越明显。

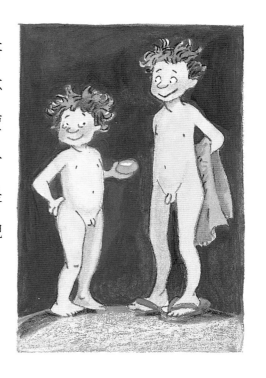

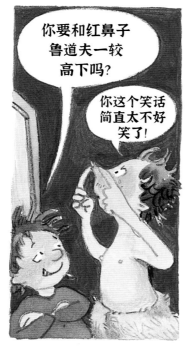

他的肩膀变宽了，脸上突然冒出了痘痘，嘴唇上方长出了一丛细细的深色绒毛。他的阴茎变大了，周围还长出卷曲的深色毛发。贾斯帕觉得最有趣的是延恩的声音，有时很低，有时又突然拔得很高。贾斯帕从爸爸那里了解到，这叫做青春期变声。每次他笑话延恩变声的时候，延恩就会火冒三丈。

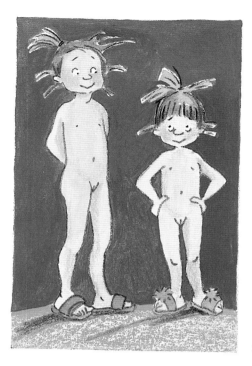

斯黛拉的姐姐诺拉和贾斯帕的哥哥延恩在同一个班里上学，她的外貌也正在发生变化。斯黛拉看见过姐姐洗澡的样子，她整个人都惊呆了。诺拉的一对乳房高高隆起。臀部也变宽了，还长出了深色的阴毛。她也时不时长痘痘，一长痘痘就死活不想去学校。每个月诺拉都会来一次月经，阴道会流血，有时还会肚子疼。每到那个时候，斯黛拉的妈妈就会给她灌上一个暖水袋。

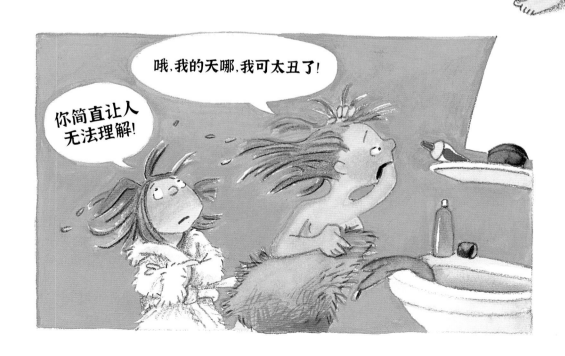

青春期的叛逆
并非所有的变化都在外表

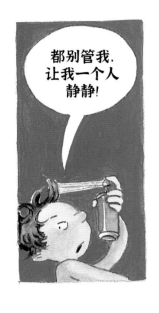

延恩和诺拉不仅只是外表发生了变化。就在一年前，延恩有时还会和贾斯帕一起玩，搭搭乐高，或者做做化学实验什么的。

如今延恩对这些完全失去了兴趣。贾斯帕甚至觉得，他对任何事情都没了兴致，总是一副闷闷不乐的样子在房间里晃来晃去。要是家里谁想跟他一起干点什么，他会觉得"真是丢死人了"！好像只有跟朋友们约着出去玩，他的情绪才会变得好起来。他经常会把自己锁进浴室里捣鼓好几个小时，等他再出来的时候，闻起来就像是把整个香水店搬回了家。贾斯帕记得很清楚，过去延恩可是跟他一样，最不乐意干的事就是洗澡。

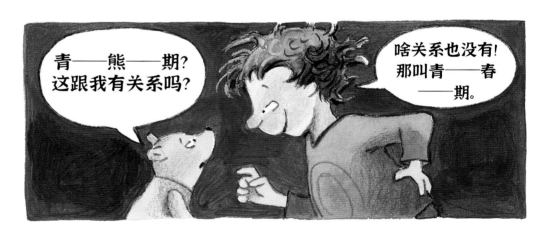

"我以后绝对不会像他那样！"贾斯帕愤愤不平。

"先别着急下结论！"妈妈说，"你迟早也要进入青春期。"

"我才不要！"贾斯帕暗暗下定决心。

诺拉最近一直在读言情小说，跟朋友们的电话一打就打好几个小时。她觉得一切都"好甜蜜哦"，而且总是吃吃地傻笑。要不然，就是因为某件事伤心欲绝，难过得只能躺在房间里，听着悲伤的、让人掉泪的歌曲。

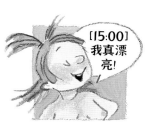

这真的让斯黛拉感到担忧，她都快认不出诺拉了。而且斯黛拉完全无法理解，为什么姐姐总是无休止地抱怨自己不够完美。诺拉曾经是柔道俱乐部的王牌选手，现在却经常逃避不去训练。她最常做的事，就是站在镜子前，一会儿惊呼又长青春痘了，一会儿又抱怨腿太粗了，一会儿又嫌弃乳房太小了。

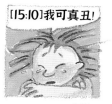

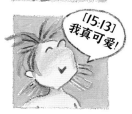

"全是胡说八道！"斯黛拉觉得。但没人关心她的看法。

延恩和诺拉正处在青春期。这个时期真的很不容易，因为一个人的肉体和灵魂都会发生变化，一部分还是孩子，另一部分已经是成年人了。刚刚还如乌云密布难过地要命，下一刻就又力大无穷能把树连根拔起。

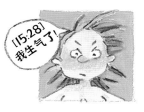

所有人都得经历那么一遭，也包括贾斯帕和斯黛拉。

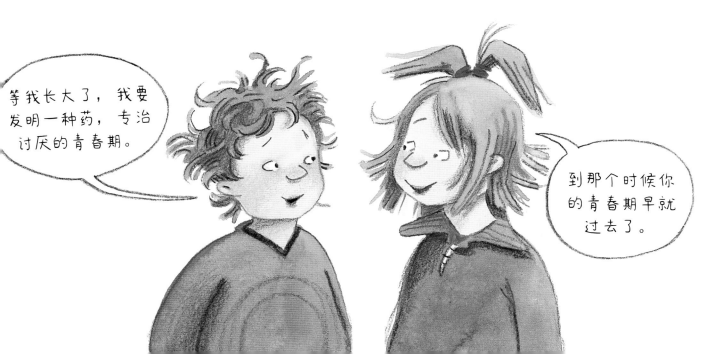

救命！我要当舅舅了！

托比有一个姐姐，名叫司文佳。司文佳早就成年了，已经二十多岁了。她跟马可结婚很久了，两个人住在一间小公寓里，离托比和爸爸妈妈很近。

不知什么时候，司文佳的月经停了。

通常成年女性每月来一次月经。在这个过程中，从卵巢进入子宫的卵子会被排出来。同时从阴道里流出一些血。如果怀孕，就不会再来月经。

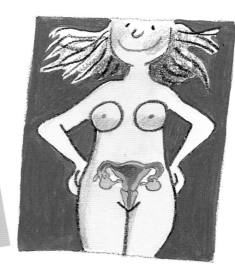

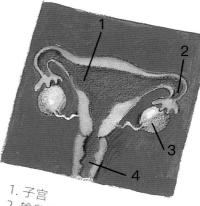

1. 子宫
2. 输卵管
3. 卵巢
4. 阴道

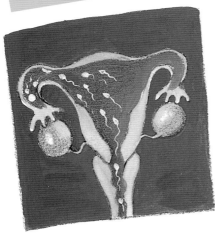

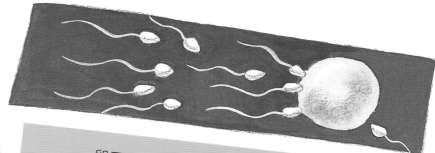

卵子离开卵巢后不久就会受精。精子一旦进入阴道，就会寻找通往卵子的路。

精子像是在举办一场游泳比赛，因为只有首先到达的精子才会被卵子接受。当精子与卵细胞融合完成，就有了受精卵。有时受精卵会在早期分裂，那就会生出双胞胎。

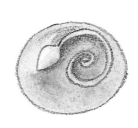

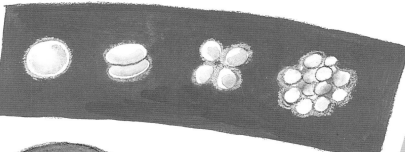

受精后，卵细胞开始分裂为两个新细胞，新细胞还会继续分裂。这团细胞会慢慢进入子宫。

一个月之后，胎儿（在这个阶段可称为胎儿）已经有两毫米大。

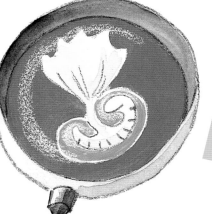

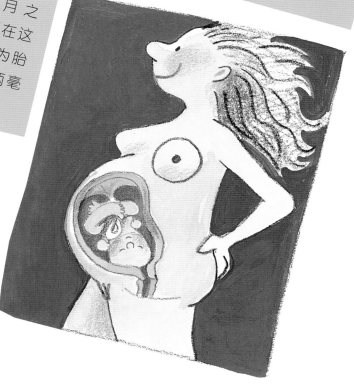

胎儿长啊长啊，它通过脐带吸收营养。子宫也越来越大。但是九个月后，对胎儿来说子宫实在太小了。分娩的时刻终于到来。胎儿的头部首先进入阴道，阴道可以扩张变大，以适应胎儿通过。

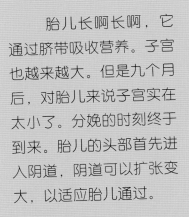

终于见面了。托比把小侄女抱在怀里。

"该给你的小侄女起个什么名字呀，托比舅舅？"马可问。

"塞拉菲娜！"托比回答。

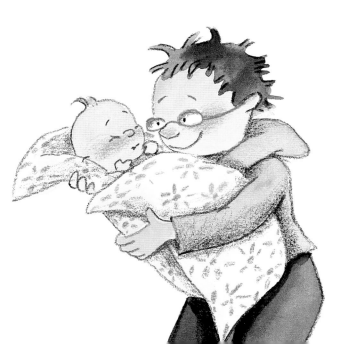

原来如此！

　　司文佳和马可认识很久了。他们两个是同一年上的学。很多年前，他们上的也是4班，和托比、斯黛拉、妮基、塞拉菲娜、拉斯姆斯他们是同一个班主任。当时，男孩子们坐在窗边，女孩子们坐在靠门的另一边。

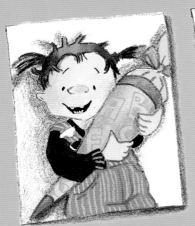
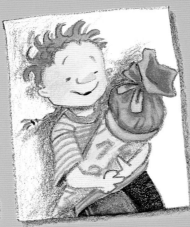

司文佳和马可
在入学仪式上

　　那个时候，司文佳认为马可笨死了，而马可也觉得司文佳和其他女孩子蠢透了。

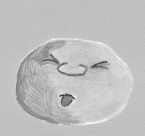

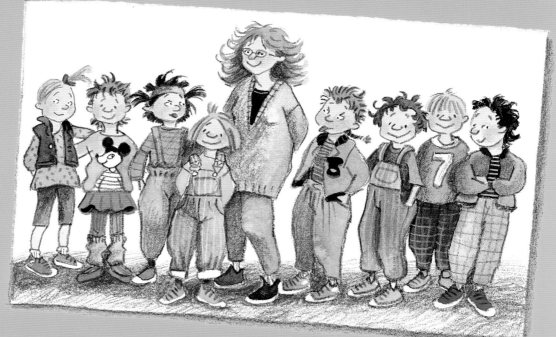

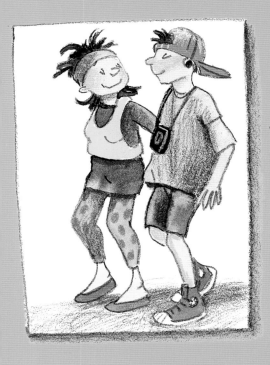

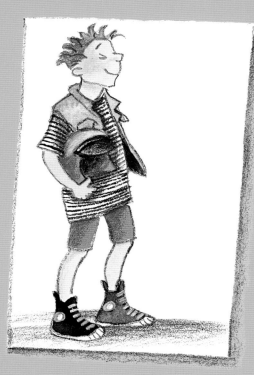

15 岁时司文佳对哈特穆特爱慕有佳，她觉得哈特穆特实在太可爱了。那时，虽然马可连辆电动脚踏车都还没有，可他却总是拿着摩托头盔到处跑。司文佳觉得马可是一个不靠谱的人。

直到大学毕业之后，司文佳和马可才坠入爱河。他们在巴格湖边再次相遇，从此形影不离。

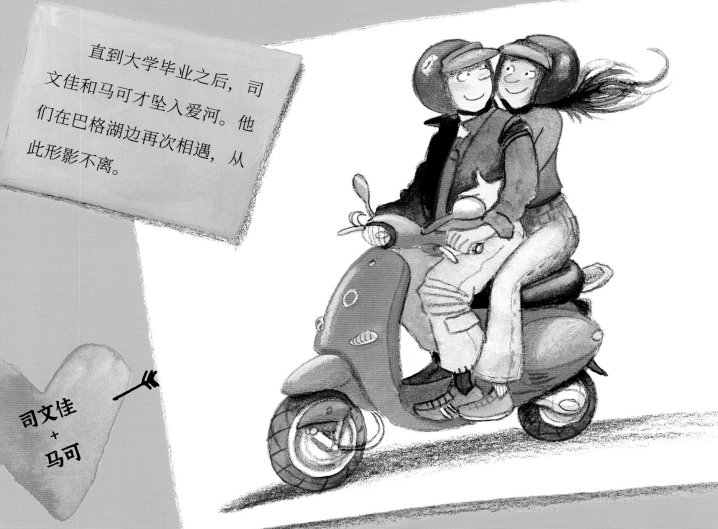

司文佳
+
马可

恋爱百态

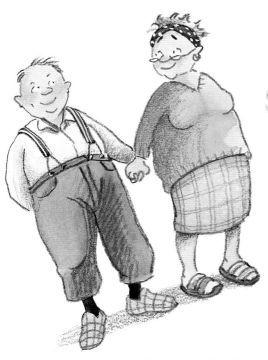

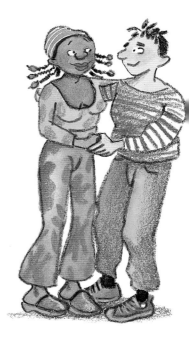

贝阿和乔最近又开始约会了。
在此之前，他们分手了三个月。

卢和里卡多想一起生很
多孩子，至少四个。

霍斯特和埃尔芙丽德·班贝格是
三年前在沃瑟西湖边认识的。

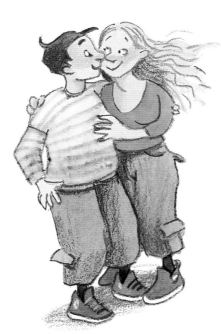

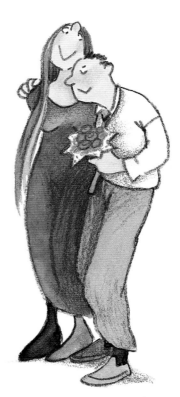

特奥和萨宾娜刚刚
坠入爱河。

对于梅泽伯格女士而言，
卡尔·汉茨是最伟大的那个人。

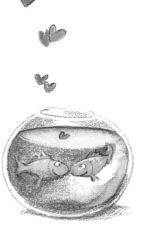

金女士和鱼先生刚刚
相爱不久。

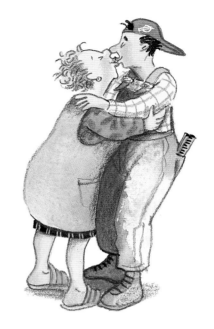

昨天曼尼通过短信向
赫尔佳表白了。

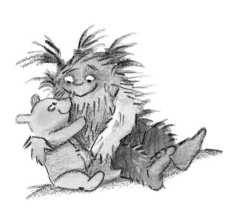

泰迪和怪物。

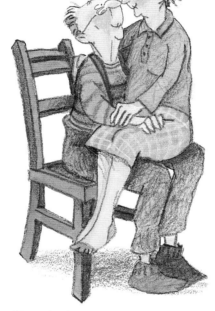

鲁贝尔夫人和鲁贝尔先生 52
年前就坠入了爱河。"真不
可思议！"鲁贝尔先生说。

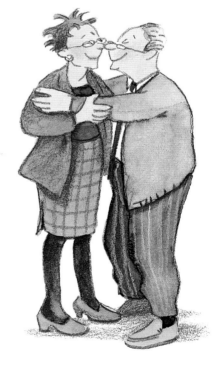

迈尔女士和克莱特先生是通过
互联网认识的，尽管他们是
同一所学校的老师。

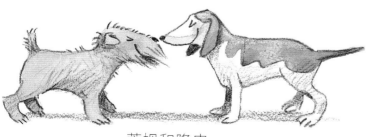

蒂姆和隆皮。

作者简介

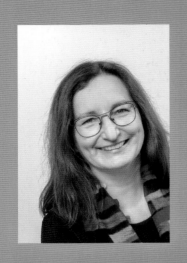

　　达柯玛尔·盖斯勒，1958年生于德国黑森州，现居瑞士法兰克。德国童书作家、插画家。已有超过25年的写作经历，作品重点在于剖析儿童心理和情感需求，并就儿童成长中的心理问题进行讨论并给出解决方案。作为"艺术治疗"派的成员，盖斯勒提倡以积极的语言和思维来抚平孩子的心理创伤。

　　曾获德国女医师协会颁发的儿童和青少年图书奖银羽毛、2020年德法儿童文学奖提名，她的多部作品被翻译成20种语言。